LE CROUP

Au point de vue hygiénique et mondain

∽⁓∾∿∽

CONFÉRENCE

à la salle des Conférences, 39, boulevard des Capucines

LE MARDI 25 MARS 1884

Par E. LABBÉE

Directeur du *Journal Médical quotidien*
Professeur de physiologie aux Cours normaux, etc.

〰〰〰

Prix : 50 centimes

〰〰〰

PARIS

LIBRAIRIE DU *JOURNAL MÉDICAL QUOTIDIEN*

4, RUE DES DÉCHARGEURS, 4

—

1884

LE CROUP

Au point de vue hygiénique et mondain

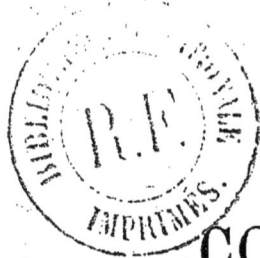

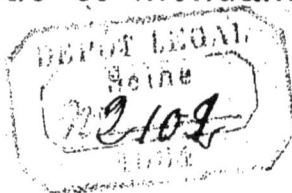

CONFÉRENCE

FAITE

à la salle des Conférences, 39, boulevard des Capucines

LE MARDI 25 MARS 1884

Par E. LABBÉE

Directeur du *Journal Médical quotidien*
Professeur de physiologie aux Cours normaux, etc.

PARIS

LIBRAIRIE DU *JOURNAL MÉDICAL QUOTIDIEN*

4, RUE DES DÉCHARGEURS, 4

1884

LE CROUP

au point de vue hygiénique et mondain

MESDAMES ET MESSIEURS,

Les fléaux épidémiques continuent de s'abattre sur l'humanité. Hier, c'était le choléra; vous vous rappelez tous le choléra à Alexandrie qui fut l'objet de l'attention de tous les gouvernements.

Des quarantaines sévères ont été appliquées au moyen de ce cordon sanitaire que la plupart des sociétés d'hygiène préconisent. Vous vous rappelez tous, pour rester dans notre beau et généreux pays de France, cette mission...... le nom est sur toutes vos lèvres. L'un de ces glorieux champions de la science l'a rendu à jamais immortelle.

Le choléra après avoir semé la terreur en Egypte, y avoir jonché le sol de cadavres, se retirait triomphant de ses hécatombes, en allant se repaître de ses pestiférants succès, quand il aperçut un jeune savant blotti dans un coin de laboratoire improvisé, cherchant sous le champ du microscope le miasme que recèle le fléau morbide.

— Je crois le tenir ! s'écrie le jeune savant.

A peine a-t-il proféré ces mots, grands d'espérance pour l'humanité, qu'il tombe comme sidéré.

Thuillier, car c'est lui dont je veux parler, venait d'être mortellement atteint par les chevrotines invisibles de cet assassin pathologique.

Les grands évènements accomplis en vue de la cause publique ne me touchent guère, a écrit Frédéric Soulié ! La foule est là qui les contemple. L'histoire les inscrit sur ses tables d'or : l'immortalité s'en empare. Placés à si gros intérêt, l'héroïsme n'a rien qui n'émeuve, ni me surprenne. Ce n'est d'ailleurs la plupart du temps « qu'un transport au cerveau, un emportement de sens exaltés, et tel s'exécutera de bonne grâce, en plein théâtre, aux acclamations des loges et du parterre, qui, dans les coulisses, n'eût été qu'un pauvre sire. »

Ce qui me touche et m'émeut aussi profondément que Frédéric Soulié, c'est l'héroïsme à huis-clos ; c'est le dévouement fonctionnant dans l'ombre, sans aucune des excitations de la gloire, c'est l'abnégation et le sacrifice en vue d'un devoir bien souvent terne, presque toujours ingrat.

La science, en général, et la médecine, en particulier, ont leurs héros, leurs martyrs ! Nous verrons tout à l'heure les martyrs du croup.

Thuillier au moins n'était pas seul : il était parti pour Alexandrie avec une certaine pompe, accompagné d'excellents collaborateurs et amis. Huit jours encore...., et il rentrait à Paris où l'attendaient des fêtes, sous la présidence d'un savant chimiste, M. Pasteur, qui avait entouré sa mission de toutes les précautions préventives que lui suggérait sa haute et personnelle manière d'envisager les côtés étiologique et clinique des maladies infectieuses, miasmatiques et contagieuses.

Que de martyrs de la science n'ont même pas ces légers encouragements ! que de héros de l'art médical manquent du plus microscopique regard de bienveillant appui ! La science en province et l'art médical dans les campagnes, sans oublier l'une et l'autre dans les hôpitaux, sont malheureusement là pour donner raison à mon souvenir.

Je me permets de proclamer ici, d'une façon générale et universelle : Honneur et gloire à tous les sacrifiés !

**

Je dois dans cette conférence vous parler du croup, au point de vue hygiénique, et surtout au point de vue préventif.

Le croup est la terreur des mères, et, je ne dois pas le taire, le désespoir des pères : si j'allie l'homme et la femme sous la même accolade, c'est tout naturel d'abord, c'est ensuite que tous deux devant l'apparition de ce terrible fléau s'unissent plus que jamais pour le tomber.

A la femme principalement, à la mère, je m'adresse.

Que n'a-t-on défini la femme au point de vue littéraire ! Ici, elle est fleur, palmier, rose des vallées, cèdre du Liban, tige de lys : — là, une branche d'épines, une colombe, un serpent, couronne de la création, — enfin, l'œuvre d'une divinité moqueuse et jalouse.

Voilà la femme, elle est tout cela.

La femme doit être l'égale de l'homme.

Qui dit, ou veut le contraire ?

En ce qui touche le but de ma conférence qui s'adresse particulièrement à la mère, je la vois supérieure ; car devant le berceau nous trouvons réunies ces vertus de la femme : chasteté, charité, fidélité, patience, courage.

Mère, que veux-tu ? Le toit de ton époux ? Souvenir sacré !! Là, tu es arrivée jeune et belle, tu as vu s'envoler jour par jour cette jeunesse, hélas ! si fugitive, — cette beauté qui s'en va parer d'autres fronts, des fronts chéris dont on n'est pas jaloux ! c'est là que tu as conquis ta place dans la société, c'est là que tu es devenue forte en t'appuyant à un bras fort, c'est là qu'à un été splendide a succédé pour toi un automne doux et calme, la saison sans orage.

Mère, tu as au foyer de l'époux mille riens qui t'y attachent... tu y as la cachette aux souvenirs..., tu y as quelque meuble ignoré..., un coffret, un tiroir, que sais je, clos, soigneusement clos, que tu n'ouvres qu'une fois l'an... *Date funèbre* !!!...

Chaque fois que tu l'ouvres. . . . .

. . . .

Pleure, va, mère, douce et pieuse mère, pleure !!!... Chaque fois que tu ouvres ce coffret..., il semble que ce soit une petite tombe dont la pierre se soulève... La tombe est vide... Des vêtements froids et désolés sont là,.. Muets témoins du passage de l'ange... L'ange s'est envolé... Et toi, mère, après des années, tu pleures encore sur ces vêtements que tes mains ont travaillés jadis avec tant de bonheur... Pleure, va! il est si bon de pleurer quand on aime, quand on a aimé !!!

Non; bonne mère, mère chérie, ton ange ne s'est pas envolé, il est là.., il t'attend... il te sourit !!!... Sois heureuse! ah! que tu es belle.

**

J'arrive à mon sujet : les années se suivent, les recherches se continuent, les découvertes se multiplient, mais les moyens pratiques ?.,. Les mères ont toujours aussi peur des maux de gorge, des angines, et... du croup.

Ah! le croup! entendez-vous à chaque instant une mère s'écrier : « Ne m'en parlez pas, je crois que je deviendrais folle, si mon bébé l'avait... »

Les sceptiques diront que c'est une affaire de nerfs chez cette femme.

Sceptiques, vous êtes rares, mais vous êtes : ou vous n'avez pas d'enfants, ou vous ne les aimez pas. Quoi de plus naturel! La mère aime ce petit être qu'elle a nourri de son sang, qu'elle a nourri de son lait, qu'elle élève, qu'elle couve!... elle l'aime à l'idolâtrie, et aussitôt qu'il montre la plus légère indisposition, la bonne mère ne vit plus. Et le père? Croyez-vous qu'il soit moins tendre? Seulement, en sa qualité d'être complet, il est plus ferme, il laisse moins voir sa naturelle faiblesse d'affection. Il veille lui, en cerbère attentif, indomptable dans son courage. Ainsi doivent être les amis de l'enfant!

*
* *

Mon devoir est de vous rassurer toutes et tous : En ville, le croup n'est pas aussi commun qu'on pourrait le croire tout d'abord; ce que l'on rencontre très communément en ville, c'est le *faux croup*. Ainsi dans Paris on peut en compter un cent par jour, tandis que l'hôpital est le théâtre ordinaire du *vrai croup*, et très rarement le refuge du faux croup : la raison de cette rareté est simple, c'est que le croup sans fausse membrane — et nous verrons tout à l'heure ce que nous entendons par fausse membrane — ne dure pas, ou ne dure que quelques heures, et les petits malades pris subitement la nuit ne sont pas envoyés à l'hôpital.

Le croup à Paris est de beaucoup plus fréquent qu'il y a trente ou quarante ans; il est vrai de dire que la population y était moins forte de deux tiers au moins qu'aujourd'hui; puisque en 1832 (année du choléra) la capitale ne comptait que 745.000 habitants. Néanmoins, il existe maintenant une différence notable entre les croups; il n'est que de suivre les statistiques, et, de leur lecture, on saura ce que veut dire angine couenneuse et croup. D'angine couenneuse il en meurt un sur deux, de croup quatre sur cinq. Rien n'est donc plus facile d'être pénétré du nombre considérable de croups que l'on observe.

A ce propos, M. Roger, médecin honoraire de l'hôpital des Enfants, nous rappelait dans une leçon clinique du

11 avril 1874 qu'étant interne de cet hôpital dans le service de M. Guersant, il n'avait vu que 5 ou 6 croups. Les temps sont bien changés à l'hôpital de la rue de Sèvres, il se fait annuellement de 150 à 200 trachéotomies, tandis qu'à l'hôpital Trousseau, ex-hôpital Sainte-Eugénie (rue de Charenton), ce chiffre est encore plus élevé, puisqu'il s'y fait en moyenne de 220 à 350 opérations par an, ce qui permettrait de supposer par an de 5 à 600 cas de croup dans ces deux hôpitaux. Autrefois on ne faisait pas ou peu d'opérations, 3 ou 4 dans l'année. Aujourd'hui, quoiqu'il en soit, le nombre des guérisons est plus considérable.

*
* *

Qu'est-ce que le croup ?

Le croup est une maladie contagieuse qui paraît par épidémies légères ou graves et qui présente des différences à noter dans ses causes, les symptômes et la forme.

Nous avons dit, il y a quelques instants, qu'il y avait un faux croup et un vrai croup.

Le faux croup est une inflammation simple du larynx constituée par la rougeur de la membrane laryngée, compliquée de gonflement dans les cas plus intenses, mais dans laquelle *il n'y a pas de fausse membrane.*

Et le vrai croup ?

Tout d'abord certains mots demandent explication. On a bien fait deux espèces de *croup,* le *croup inflammatoire* ou strangulatoire, le croup *commun.* La dénomination de croup commun est mauvaise, car elle reste inexplicable par la clinique ou l'observation du malade. Il en est du croup comme de la scarlatine, par exemple, dans laquelle on admet deux degrés et non pas deux sortes de scarlatine.

Dans le croup, l'empoisonnement (car il y a là empoisonnement), l'empoisonnement est en rapport avec les fausses membranes.

Quoiqu'il en soit des termes qu'on eût voulu donner au croup, nous regardons comme préférable d'en rester aux dénominations distinctives du croup localisé, ou bénin, et du croup généralisé ou malin : encore devons-nous, dans la généralisation du croup, distinguer qu'elle est la lésion du larynx ou du pharynx ou des bronches et qu'on note quelquefois encore du rhume de cerveau et de l'angine. C'est ce croup qu'on a appelé infectieux ou toxique ; et remarquez que ce qui constitue la gravité de la maladie, ce n'est pas à proprement parler la fausse membrane, puisque l'opération coupe court à cet obstable de la respiration, mais bien sa reproduction, sa propagation.

Le croup n'est pas toujours primitif, il est aussi secondaire, c'est-à-dire qu'il peut naître et qu'il naît dans une maladie antécédente par un lien qui l'unit à la maladie première En eff t, le croup secondaire peut succéder à la rougeole dans laquelle le larynx et les bronches forment l'élément dominant. Il en est de même dans la scarlatine, qui nous montre une angine scarlatineuse, couenneuse, laquelle quelquefois, mais rarement, en se propageant au larynx, peut devenir croup secondaire.

Il est d'autres maladies où le croup survient à titre de complication, par exemple dans la fièvre typhoïde; on le dit alors croup accidentel. Enfin, pour être complet, je dois signaler le croup qui succède à une angine couenneuse très forte, caractérisée par l'extension des fausses membranes au larynx: il est dit successif et non secondaire.

**

Quelles sont les causes du croup, de cette maladie spécifique et contagieuse? Vous le voyez par cette définition même, il nous faut faire table rase des causes banales. Autrefois on faisait jouer un grand rôle au froid : dire qu'il n'y a pas quelque chose de vrai serait aller trop loin en ce

sens que dans la saison froide le croup est plus grave de
par les inflammations des appareils de la respiration qui
peuvent survenir ; la saison et le climat néanmoins n'ont
rien d'absolu. Je citerai comme exemples, les épidémies qui
au XVII siècle ont eu lieu en Espagne et en Italie... et en
Syrie, où il fait 38 degrés à l'ombre.

Si la misère entre pour quelque chose dans le bilan des
croups, c'est qu'il y a là des conditions d'agglomération,
d'encaissement pour ainsi dire, et par conséquent des conditions de contagion.

Si le sexe n'a rien à faire avec le croup, l'âge, au contraire,
présente des privilèges.

Quoique pouvant frapper tous les âges, le croup s'adresse
de préférence aux enfants : le maximum de cette préférence
se montre de 3 à 4 ans. Dans la deuxième enfance le croup
est rare, il est tout à fait exceptionnel chez les adultes.

Quant à la contagion elle est trop évidente et plus évidente
en ville qu'à l'hôpital.

Un exemple entre mille est celui qui nous est raconté par
M. Roger : Ce maître est demandé à Boulogne-sur-Mer
pour un enfant atteint du croup, mais il arrive une heure
trop tard : l'enfant n'était plus ! Le médecin ordinaire, très
instruit du reste, et spécialement compétent, avait eu la
précaution de renvoyer à Paris les deux autres enfants de
la famille qui l'appelait : néanmoins le quatorzième jour de
la perte du premier enfant, le père revenu à Paris vint
trouver M. Roger le priant de venir voir ses deux autres
enfants. En effet, ceux-ci étaient également atteints malgré
l'isolement immédiat et tous deux périrent victimes de cette
terrible affection.

C'est ici qu'il nous faudrait placer le long martyrologe
des médecins et de leurs élèves tombés victimes de cette
contagion en soignant leurs chers petits malades. Les Gillet,
les Valleix, les Blache fils ont eu des émules martyrs comme

eux et leurs noms sont aujourd'hui gravés sur une plaque commémorative illustrant leur sacrifice.

Parmi ces dévoués il en est un qui mourut dans les conditions les plus pénibles, c'était le fils d'un des plus honorables médecins de Châlons-sur-Marne, le fils du docteur Salle. Au milieu de la nuit de sa fête nuptiale, on arrive à la hâte le chercher pour secourir un enfant qu'on dit atteint de croup. Salle n'obéit qu'à son devoir, il s'échappe comme furtivement de la brillante réunion. Il court sus au danger .... l'enfant agonisait!... L'opération elle-même n'avait presque plus chance de succès, elle était presque impossible, elle paraissait même inutile. Salle n'écoutant que ses sentiments, imprudemment souffle dans la bouche de cet enfant..... Vains efforts, dévouement inutile, l'enfant n'était plus qu'un cadavre !...

Deux jours après, Salle mourait victime de la contagion, laissant vierge et veuve une épouse foudroyée de douleur.

Les mères ne sont pas indemnes de la contagion du croup de leurs enfants ; les bonnes viennent en seconde ligne, et aussi les pères, plus rarement il est vrai, sont aussi frappés.

***

Que veut dire croup ? — que cette dénomination représente une *idée anatomique* (Jaccoud) et non médicale pratique, cela ne doit pas nous intéresser ici. Ce qui peut nous occuper, c'est l'inflammation du larynx, c'est le croup constitutionnel qui tient une haute cause dans la prédisposition particulière aux inflammations pseudo-membraneuses.

On dit aussi diphthérie ou diphthérite, maladie générale plus ou moins infectieuse « qui se traduit par des exsudats membraneux sur le pharynx, le larynx, la muqueuse nasale ou la peau ».

Diphthérie est acceptable étymologiquement, puisque ce mot signifie « membrane ».

Vous savez tous ce que l'on entend par membrane muqueuse en général, et par muqueuse laryngée en particulier. Vous savez que « toutes les membranes muqueuses présentent à leur surface libre une humeur d'une consistance variée, en général visqueuse et à laquelle on donne le nom de mucus» (J. Béclard). Cette humeur sert à lubrifier ces membranes. Or, malade, la membrane muqueuse du larynx de rose devient rouge, c'est-à-dire s'enflamme, se fluxionne, elle se dévêt de son épithélium (épithélium veut dire couche *continue* qui se trouve à la surface de l'organisme, ou encore est cette couverture qui s'étend sur les parties sous-jacentes, ici l'épiderme, là les muqueuses, etc.) La muqueuse alors est infiltrée, turgescente, parfois boursoufflée. Nous voyons alors la lésion caractéristique, soit l'exsudat fibrineux qui se coagule après l'exsudation. Sachez qu'il y a là emprisonnés des globules purulents !...

Au début, il est liquide cet exsudat, — il prend ensuite de la consistance et de plus en plus. On le voit sous forme de points, ou de flocons, ou de plaques isolées, mais plus ordinairement, c'est une *membrane continue* qui tapisse le larynx en tout ou en partie. Sa couleur est blanc-grisâtre ou jaunâtre ; il présente aussi dans quelques cas des points rouges ou noirs (petits épanchements de sang). Son épaisseur varie et d'une pellicule mince à peine appréciable, elle peut acquérir par l'addition de couches nouvelles, une épaisseur de plusieurs millimètres (2, 3 et plus). L'adhérence de cette membrane varie suivant la consistance et l'épaisseur.

Puisque tout passe aujourd'hui sous le champ du microscope, est-il utile de vous faire assister aux intéressantes révélations de cet appareil dont la complaisance est souvent telle qu'elle a arraché cette affirmation à M. Bouley lui-même : « Sous le microscope, on y voit tout ce qu'on veut. » Je ne puis vous énumérer les éléments anatomiques morbides qui y ont été vus, mais je vous dois les vibrions... et surtout le microbe de la diphthérie !

Telle est la forme superficielle de l'inflammation pseudo-membraneuse du larynx. Il y a à côté d'elle la forme ulcéreuse du « croup secondaire des maladies infectieuses », où la gravité devient effrayante, c'est le mot.

* *

J'arrive à la partie qui vous préoccupe le plus : comment ou à quoi reconnaître le croup ?

Si entre minuit et une heure du matin, vous entendez votre enfant, tout d'un coup, pris d'une toux qui ressemble à une sorte d'aboiement, toux aboyante et sonore, ce n'est pas le croup. Le croup d'emblée est, — mais il est rare : feu Bretonneau, un maître expert en l'art de soigner les enfants, disait : le croup d'emblée est très rare.

Dans le vrai croup, dans le croup spontané ou constitutionnel, l'enfant est triste et morose, il paraît même ennuyé, — il est agité, tourmenté, — la nuit, il ne dort pas, — ou s'il dort, il est réveillé par un sursaut... d'étouffement, — sa respiration peut être bruyante, elle est soupireuse. L'enfant n'a pas de fièvre ou si peu... ainsi pendant deux ou trois jours...

Il faut savoir aussi que, chez les enfants, les angines ne sont pas douloureuses.

L'abattement de l'enfant est plus accusé ; on regarde dans la gorge, on y constate de la rougeur.

Quelquefois un ou deux points blancs, quelquefois une grande plaque blanchâtre à la face interne d'une ou des deux amygdales !... ah ! nous y voilà : Les ganglions de dessous la mâchoire inférieure, les ganglions de l'angle de la mâchoire et même ceux du cou en arrière et latéralement sont pris !... Prenez garde, nous touchons à la période laryngée : le poison est au larynx ! Le soir de cette constatation, au milieu de la nuit, l'enfant vous réveillera par une attaque de suffocation, triste prélude. La toux devient enrouée, cassée, rauque, métallique « rentrant en dedans ».

La voix s'éteint presque soudainement, nous y sommes ! La respiration est lente, pénible, la petite poitrine de ce cher bébé se soulève, les narines se dilatent. La respiration est bruyante, retenez bien ceci, bruyante à distance. Il y a aussi ce sifflement caractéristique qu'on dénomme avec raison serratique, c'est-à-dire ressemblant aux gémissements que la scie fait éprouver dans son va et vient sur la pierre.

La toux fut d'abord sèche, elle est devenue humide, c'est-à-dire qu'il y a expectoration, mais hélas ! ces pauvres petits bébés ne peuvent guère ou pas du tout cracher, c'est là l'immense ennui !

La toux devient rare, puis elle cesse !... Hélas, ce n'est pas du mieux, le bébé est à bout de forces ! l'étouffement est intense. Oh ! c'est horrible de voir souffrir ainsi cet enfant. Impossible à lui de rester au lit, il cherche l'air qui lui manque, appelle des bras sa mère, il se jette éperdu à son cou... L'angoisse le suffoque..., il veut à nouveau son lit, il renverse la tête en arrière, il porte ses petites mains crispées à son cou comme pour en arracher le poison qui l'étrangle. L'enfant combat pour la vie, cherche l'air qui va lui manquer... il s'épuise... Et le voilà, ce cher petit être, couvert de grosses perles de sueurs, anxieux, blême, râlant.

*
* *

Permettez-moi de remettre sous vos yeux cette poétique description de Victor Hugo (*Le Revenant*, Livre III, Chapitre XXIII) :

La mère dont je vais vous parler demeurait
A Blois, je l'ai connue en un temps plus prospère ;
Et sa maison touchait à celle de mon père,
Elle avait tous les biens que Dieu donne ou permet.
On l'avait mariée à l'homme qu'elle aimait.
Elle eut un fils : ce fut une ineffable joie.
Le premier-né couchait dans un berceau de soie;
Sa mère l'allaitait ; il faisait un doux bruit
A côté du chevet nuptial ; et, la nuit,
La mère ouvrait son âme aux chimères sans nombre,
Pauvre mère ! et ses yeux resplendissaient dans l'ombre,
Quand, sans souffle, sans voix, renonçant au sommeil,
Penchée, elle écoutait dormir l'enfant vermeil.
Dès l'aube elle chantait, ravie et toute fière.
Elle se renversait sur sa chaise en arrière,
Son fichu laissant voir son sein gonflé de lait,
Et souriait au faible enfant et l'appelait
Ange, trésor, amour, et mille folles choses.
Oh ! comme elle baisait ces beaux petits pieds roses !
Comme elle leur parlait ! L'enfant charmant et nu
Riait et, par ses mains, sous les bras soutenu,
Joyeux, de ses genoux montait jusqu'à sa bouche,
Tremblant comme le daim qu'une feuille effarouche.
Il grandit. Pour l'enfant, grandir c'est chanceler.
Il se mit à marcher, il se mit à parler.
Il eut trois ans ; doux âge où déja la parole
Comme le jeune oiseau bat de l'aile et s'envole.
Et la mère disait : « Mon fils ! » et reprenait :
« Voyez comme il est grand ! Il apprend ; il connaît
« Ses lettres. C'est un diable ! Il veut que je l'habille
« En homme ; il ne veut plus de ses robes de fille.
« C'est déjà très-méchant ces petits hommes-là !
« C'est égal, il lit bien ; il ira loin ; il a
« De l'esprit ; je lui fais épeler l'évangile. »
Et ses yeux adoraient cette tête fragile,
Et femme heureuse, et mère au regard triomphant,
Elle sentait son cœur battre dans son enfant.

*
* *

Un jour, — nous avons tous de ces dates funèbres, —
Le croup, monstre hideux, épervier des ténèbres,
Sur la blanche maison brusquement s'abattit
Horrible, et, se ruant sur le pauvre petit,
Le saisit à la gorge. O noire maladie !
De l'air par qui l'on vit sinistre perfidie !
Qui n'a vu se débattre, hélas ! ces doux enfants
Qu'étreint le croup féroce en ses doigts étouffants ?

Ils luttent ; l'ombre emplit lentement leurs yeux d'ange
Et de leur bouche froide il sort un râle étrange
Et si mystérieux qu'il semble qu'on entend
Dans leur poitrine, où meurt le souffle haletant,
L'affreux coq du tombeau chanter son aube obscure.
Tel qu'un fruit qui du givre a senti la piqûre,
L'enfant mourut. La mort entra comme un voleur
Et le prit. — Une mère, un père, la douleur,
Le noir cercueil, le front qui se heurte aux murailles,
Les lugubres sanglots qui sortent des entrailles.
Oh ! la parole expire où commence le cri ;
Silence aux mots humains ! . . . . . .

* *

Que faire dans le croup ? — Ce ne sont pas les moyens thérapeutiques recommandés qui manquent, c'est leur effi- cacité leur opportunité qu'il s'agit de peser. Le plus urgent à savoir est si l'affection qui nous occupe est de nature envahissante, si l'intoxication est accusée au maximum ou si le cas est bénin.

Juguler le croup ! Peut-on juguler le croup ? — Non pas : nous avons levé un obstacle à la respiration, voilà le fait , mais il est encore aujourd'hui en dehors de notre pouvoir de guérir l'intoxication : il en est de même dans le choléra, dans la scarlatine et autres maladies infectieuses. Cher- chons le microbe, soit, — tuons-le, encore mieux ; mais comme le disait le professeur Peter à l'Académie de méde- cine, dans une de ces discussions brillantes à propos de la fièvre typhoïde : « pour tuer le microbe, vous abattez le malade. » Prenons garde ?

Le croup est un empoisonnement. Où est l'antidote ?

Guérison du croup, c'est bientôt dit. Mais la réalité du fait ? — De quel croup s'agit-il ? — A quel croup avez- vous eu à faire ? — Etait-ce bien du croup ? — Les statis- tiques sont certainement un flambeau utile à conserver, et surtout à encourager et à augmenter dans sa généralisation et son intensité ; mais que de fois on peut leur appliquer ces paroles : « Il faut s'en méfier, a dit Payen (1849), quand en

thérapeutique, on les appelle à fonder des méthodes. » Et
d'autre part : « *Les succès au soleil, — les insuccès sous terre.* »

Le grand problème à résoudre consiste dans l'arrêt de la
fausse membrane. Peut-on arrêter sûrement la fausse membrane? H. Roger dit non, « malgré certains caustiques préconisés pour la détruire. » Ce qu'il faut avant tout, nous
disait autrefois M. Roger, c'est le secours de la nature pour
qu'elle n'envoie pas une nouvelle poussée de diphthérie.

*
* *

Mais ce n'est pas ici le lieu de m'occuper du traitement
médical et même chirurgical de cette terrible maladie. Mon
devoir est plus modeste et plus restreint. Ce que je dois
vous dire, c'est ce que vous avez à faire dans le cas de
soupçon du croup chez vos enfants, — principalement s'il
existe des moyens préventifs dignes de votre attention, —
et enfin je vous dois d'une façon générale à toutes et à tous
des conseils que la saine hygiène recommande dans ces cir-
constances.

Et tout d'abord, le croup s'est abattu chez vous, vous
avez d'autres petits enfants : bien vite ayez l'idée de l'isolement des enfants non atteints, transportez-les dans un autre
quartier de Paris où le croup ne sévit pas, — ou ce qui est
le summum des désirs, envoyez vos enfants à la campagne.
Quant à la mère, on a pensé à l'isoler également. Est-il
possible de songer à séparer une mère de son enfant ?...
Non, mille fois non. Seulement, le médecin a le devoir
de lui recommander mille précautions, entre autres de
réprimer certaines marques, certains transports d'amour, etc.

*
* *

Nous arrivons aux moyens capables de prévenir cette
effrayante maladie, à la médecine préventive du croup.
Vous croyez peut-être que le barbier n'exerce plus la

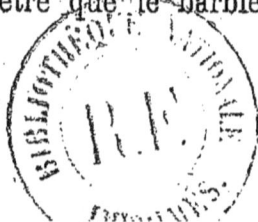

médecine. Erreur ! Le barbier est encore puissant, notamment en Perse, où les lois qui régissent l'exercice de la médecine dans nos pays civilisés, ne sont sans doute pas encore parvenues, si j'en crois la communication que le Dr Tholozan a dernièrement envoyée à l'Académie de médecine de Paris.

Il s'agit de l'*excision de la luette par les barbiers persans*. J'extrais de cette communication les passages qui peuvent nous intéresser :

Dans les districts de Semnan et de Firouz-Kouh, situés à cinq journées de marche à l'est de Téhéran, l'excision de la luette est pratiquée par les barbiers persans chez presque tous les enfants comme moyen prophylactique des inflammations de la gorge Ils se servent pour cela des deux instruments suivants : 1° une spatule en bois assez forte ; 2° une tige grossière en fer aciéré, dont l'extrémité tranchante est courbée sur le plat, ou même forme quelquefois un anneau complet de 7 à 8 millimètres de diamètre. Je joins à cette note des modèles de ces deux variétés d'instruments tout à fait primitifs. On remarquera qu'ils sont construits de manière à mettre les opérés à l'abri de toute lésion accidentelle des parties voisines de la luette.

Le barbier porte très rapidement la spatule dans la gorge et couche sur la face supérieure de cet instrument la face postérieur de la luette. Il applique alors l'instrument tranchant dans la concavité de la face antérieure de la luette, courbée d'arrière en avant par la spatule. La luette est ainsi coupée par la pression combinée à quelques mouvements de latéralité. On retire le petit lambeau excisé avec les deux instruments juxtaposés. Les barbiers des deux localités que j'ai citées font cette petite opération avec une dextérité très grande et pour la somme modique de quelques centimes. Ce sont les femmes qui se livrent à cette pratique dans les harems. Je n'ai pas pu voir faire cette opération devant moi ; mais j'ai examiné un très grand nombre de personnes chez lesquelles la luette avait été soit totalement enlevée, soit excisée aux deux tiers.

Cette coutume est très ancienne dans les districts que j'ai visités il y a quelques mois. Personne n'a pu me dire à quelle époque précise en remonte l'origine. Je présume qu'elle date de cinq ou six générations au moins. Les parents font exciser la luette de leurs enfants quelquefois dès les premiers mois, et même dès les premiers jours après leur naissance ; le plus souvent à l'âge de un, deux ou trois ans. Ils prétendent les mettre, par cette excision et par l'élargissement consécutif de l'isthme du gosier, à l'abri de dangers de suffocation dans les différentes maladies de la gorge. Ils pensent même, ce qui est loin d'être démontré, rendre ainsi les attaques de ces maladies beaucoup moins fréquentes et moins graves.

J'ai interrogé sur le manuel opératoire plusieurs barbiers qui avaient pratiqué cette opération un très grand nombre de fois. Ils n'y voient aucun danger et m'ont assuré qu'il ne leur est jamais arrivé d'accident d'aucune sorte. Les habitants du pays qui ont subi cette excision dans leur enfance ont déclaré aussi qu'ils n'avaient jamais entendu parler d'accidents. Il est à supposer que les inconvénients de cette opération, s'il en existe, doivent être très rare; sans cela cette coutume ne se serait pas perpétuée jusqu'aujourd'hui. Il n'est pas sans intérêt de remarquer que la pratique que je signale ici n'existe dans aucune autre localité de la Perse, et qu'elle reste cantonnée dans les deux petites villes de Semnan et de Firouz-Kouh et dans les villages qui les environnent, où les maladies inflammatoires et catarrhales de la gorge sont assez fréquentes.

Dans la séance de l'Académie au cours de laquelle cette note fut remise, M. Larrey a fait remarquer que cette opération, usitée dès les temps anciens, est formellement prescrite par Celse pour des cas réservés, mais non comme pratique usuelle ou préventive.

*
* *

Laissons MM. les Barbiers de la Perse à leurs coutumes, et gardons-nous bien de vouloir abattre des préjugés aussi lointains que populaires.

Ce que nous devons faire, surtout alors qu'il s'agit de moyens et de mesures prophylactiques, c'est de nous adresser, je le répète, à l'hygiène, fille de la nature.

D'abord disons deux mots des mesures d'assainissement pendant la maladie et après le décès. Dans la classe ouvrière, il est vraiment regrettable de voir combien on méprise ou l'on ignore encore ces simples lois naturelles, d'où il résulte des moyens de contagion, de propagation et d'extension du croup en particulier et de toutes les maladies épidémiques, en général.

On a créé depuis 1865 et surtout depuis 1875 une quantité de publications populaires soit en science, soit en hygiène, soit en médecine. Mais comme je l'ai maintes fois dit et écrit : — pour être compris des personnes auxquelles vous vous adressez, il faut connaître leur éducation, leur degré d'instruction, leur manière d'être, de penser et d'agir, la science, pas plus que l'hygiène, encore moins la médecine, ne s'infusant comme les quatre fleurs pectorales, pour tisane de légendaire mémoire et d'immortelle habitude. — Mais c'est drôle, plus en avant dans les siècles nous allons, plus nous constatons que *le peuple veut être trompé*, le latin a de plus en plus raison (*vulgus vult decipi*); on dirait, ma foi ! qu'il n'aime que les pharmaciens en politique, en économie sociale, en sciences, en lettres et en arts; le peuple veut qu'on lui « dore la pilule. »

Quoi qu'il en soit de l'éclosion de ces publications qui n'en sont peut-être pas non plus responsables, l'hygiène privée n'a pas encore de grands progrès à son actif : le « Il n'y a pas de danger » court toujours les bouches et les rues.

Oui, il est toujours difficile de faire pénétrer dans la masse populaire les connaissances hygiéniques les plus élémentaires et de faire comprendre la nécessité d'y satisfaire. L'indifférence est une si belle chose...!

**

Revenons à notre sujet, qu'il s'agisse du croup ou de toute autre maladie contagieuse, le premier soin à prendre, étant donné qu'il y a dans la maison ou même dans un quartier un foyer de cette nature, je voudrais qu'il fût imposé à MM. les propriétaires certaines prescriptions hygiéniques. Tout d'abord, monsieur le concierge aidé de son frotteur ne balaierait plus les escaliers, les couloirs, les vestibules, comme il sait le faire, c'est-à-dire en bousculant la poussière, de telle sorte, plus ou moins brutale, qu'il fait voler la poussière et qu'en la déplaçant ainsi, elle retombe quelques minutes, quelques secondes après son illustre passage. C'est ainsi que dans beaucoup trop de maisons vous observez les poussières qui attendent le moment pour donner naissance à des productions organisées. Celles-ci deviennent autant de foyers particuliers de propagation et ainsi se confirment les épidémies. Dans l'intérieur des appartements, c'est encore pire, car la ventilation est généralement inférieure à celle qui existe dans l'escalier. M. Micquel, qui s'est occupé de ces micro-germes des poussières, en aurait compté 150 millions, contenus dans un gramme de poussière.

Or, dans les conditions dans lesquelles nous sommes, plus debalai, mais mieux encapuchonnez son extrémité inférieure de vieux torchons imbibés d'eau phéniquée, pour ceux que cette odeur n'incommode pas, ou d'eau boratée sodique (eau de borate de soude) qui n'a aucune odeur et qui empêche la putréfaction avec la plus grande énergie : le borate de soude ou borax est un antiseptique de premier ordre, à mon avis et suivant les observations que j'en ai faites. (Recommandez surtout qu'on n'oublie jamais les coins.)

Dans l'appartement, même précaution. Ici, enlevez les tapis, les rideaux (les grands rideaux) des fenêtres et surtout les rideaux aux lits. Faites une revue partout, dans tous les recoins de l'appartement, dans les armoires, sur les tablettes, dans les tiroirs, les petits placards, etc., etc., toujours à la main le torchon imbibé de notre eau.

Un autre moyen des moins coûteux encore est celui qu'a proposé M. Schlumberger : on verse dans un vase en grès, placé dans la chambre à désinfecter, cinq ou six litres de bisulfite de soude ou de chaux, puis, au moment de fermer la porte, on ajoute à cette solution à peu près autant d'acide chlorhydrique (muriatique) que l'on a employé de bisulfite. A ce moment il se forme un dégagement considérable de gaz sulfureux, on quitte précipitamment la pièce dans laquelle on a fait cette opération, et l'on ferme toutes les issues pour permettre au gaz sulfureux d'exercer son action sur toutes les parties infectées.

Quelques heures de contact avec ce gaz sulfureux suffisent pour la destruction de toute espèce de vermine ou de causes infectieuses; le bisulfite de soude ou de chaux se trouve dans le commerce au prix de 30 à 40 centimes le kilo.

Ce dernier moyen est surtout indispensable à employer, lorsqu'il y a eu mort dans l'appartement, mort des suites d'une maladie contagieuse, infectieuse.

Ce ne sont pas les moyens préconisés qui manquent, c'est le temps de vous les énumérer. L'eau boratée sodique et la solution bisulfitée sodique ou calcique muriatisée, sont suffisantes, sont surtout pratiques et à la portée de toutes les bourses.

**

Peut-on prévenir la contagion ? — Pourquoi pas !

Le moyen que je vais vous proposer a pour auteur M. Day (de Melbourne, *comme base*, car j'ai cru devoir le modifier dans les détails de la formule qu'il nous a présentée (1).. *La base de ce moyen* est la solution éthérée de peroxyde d'hy-

(1) J'ai déposé la formule chez M. le pharmacien Gras, 3, rue Lepeletier, à Paris.

drogène ; avec une partie de cette solution, on fait sur la surface entière du corps des onctions-frictions trois fois par jour, au moins une fois par jour. En ce qui concerne l'affection croupale, diphthéritique, on peut faire prendre un bain de bouche, si pas gargarisme, aux enfants, le matin et le soir, avec cette solution composée dans ce cas particulier de peroxyde d'hydrogène et d'eau.

La théorie qui s'attache à ce moyen est aussi simple que lui-même. Le peroxyde d'hydrogène contient une quantité proportionnelle d'oxygène plus considérable que toute autre substance, et de plus, la moitié de cet oxygène est dans une condition telle que celui-ci est prêt à se combiner avec toutes autres substances organiques avec lesquelles il sera mis en contact. Ainsi donc, il est, par le fait, préventif de l'éclosion du poison — germe de toute maladie contagieuse, et surtout destructeur de ce poison.

En ce qui concerne la médecine préventive du croup particulièrement, je ne saurais trop conseiller aux mères, lors des transitions de température qui ont lieu surtout de mars à mai, de ne point dévêtir les enfants, de ne point se hâter de leur faire couper les cheveux, d'éviter les courants d'air, de ne jamais les « saisir » avec de l'eau froide pour la toilette, de les entourer de tous les moyens de propreté les plus intimes des pieds à la tête, de les frictionner à l'aide de la paume de la main — en dehors des onctions ci-dessus signalées — ou mieux à l'aide d'une brosse de chanvre légèrement imbibée d'une eau aromatisée.

Quand les enfants rentrent à la maison, après avoir couru ou joué, se hâter de les changer de vêtements et de bas surtout : c'est alors que la friction trouve son application principale. Jamais d'eau-de-seltz aux enfants, pas plus d'ailleurs qu'aux femmes nerveuses et lymphatiques. Dans la journée, leur faire fondre dans la bouche (pas croquer surtout) quelques pastilles de chlorate de potasse (5 ou 6), ou ce que je préfèrerais, des bains de bouche au chlorate de potasse (1/4 verre, 3 ou 4 fois par jour, 10 gr. de sel pour un litre d'eau pour les enfants de la deuxième enfance). C'est de ceux-là dont je m'occupe en ce moment. Ne pas oublier les soins que réclament les dents brossées régulièrement matin et soir avec une brosse douce et trempée dans une eau légèrement iodée. Les pieds et la tête doivent être aussi l'objet de soins tout particuliers, surtout dans ces mois de transition sous l'influence desquels nous sommes en ce moment et que certaines épidémies éclosent, que d'autres sont latentes. Prenons garde surtout aux anguilles sous roche !

Pour les enfants en bas-âge, jusqu'à 3-4-5 ans, mêmes moyens prophylactiques, les doses en moins.

Enfin, en temps d'épidémie, veiller à l'alimentation saine, suffisante, nutritive et réconfortante. Aux enfants, dans ces temps, il est bon de leur offrir un peu plus qu'un « canard », une petite tassette de café noir, mais peu sucré. En ce qui touche les sucreries, les pâtisseries et toutes autres bonnes choses qui flattent le palais et encombrent l'estomac, les prohiber totalement aux enfants, dans les moments d'une épidémie quelconque, et de l'épidémie du croup en particulier.

Je crois n'avoir rien oublié. A vous, mesdames et bonnes mères, de me suppléer dans les détails que je n'ai qu'effleurés et de faciliter la tâche et le devoir que je me suis imposés en faveur de la petite famille, de ces bébés qui seront plus tard nos successeurs ici au dedans, là au dehors, tous l'espoir de la Patrie.

A tous, mes remerciements pour le bienveillant accueil que vous m'avez fait, et l'aimable attention que vous m'avez prêtée AU NOM DE L'HUMANITÉ !

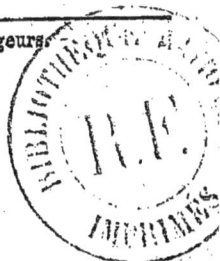

Paris — Imprimerie Wattier et Cie, 4, rue des Déchargeurs

www.ingramcontent.com/pod-product-compliance
Lightning Source LLC
Chambersburg PA
CBHW060528200326
41520CB00017B/5169